NARCISISTAS

COLEÇÃO TRANSTORNOS DA MENTE

NARCISISTAS

Copyright © 2025 Astral Cultural
Todos os direitos reservados à Astral Cultural e protegidos
pela Lei 9.610, de 19.2.1998. É proibida a reprodução total ou
parcial sem a expressa anuência da editora.

Editora Natália Ortega
Editora de arte Tâmizi Ribeiro
Coordenação Editorial Brendha Rodrigues
Produção editorial Gabriella Alcântara, Manu Lima e Thais Taldivo
Revisão Esther Ferreira e Mariana C. Dias

Dados Internacionais de Catalogação na Publicação (CIP)
Angélica Ilacqua CRB-8/7057

N18	Narcisistas / Astral Cultural. -- São Paulo, SP : Astral Cultural, 2025.
	128 p. (Coleção Transtornos da Mente)
	Bibliografia
	ISBN 978-65-5566-625-0
	1. Psicologia 2. Narcisismo I. Blasques, Marcia II. Coleção
25-1202	CDD 150

Índices para catálogo sistemáticos:
1. Psicologia

BAURU
Rua Joaquim Anacleto
Bueno 1-42
Jardim Contorno
CEP: 17047-281
Telefone: (14) 3879-3877

SÃO PAULO
Rua Augusta, 101
Sala 1812, 18º andar
Consolação
CEP: 01305-000
Telefone: (11) 3048-2900

E-mail: contato@astralcultural.com.br

SUMÁRIO

Apresentação	7
1. A patologia do amor-próprio	15
2. Identificando o transtorno	37
3. O mapa de Narciso	55
4. Vulnerabilidade oculta	75
5. Possíveis tratamentos	105

APRESENTAÇÃO

Desde os anos 2000, aconteceram mudanças significativas na compreensão social sobre os transtornos mentais, suas manifestações e tratamentos. Esse interesse crescente está associado, sobretudo, a uma população cada vez mais adoecida por tais condições emocionais, amplificadas pelas transformações sociais ocorridas no século XXI.

Transtornos como a depressão e a ansiedade, embora já conhecidos há pelo menos um século, prevalecem nas populações tanto dos países emergentes quanto nas do norte global. O Brasil atualmente tem a maior taxa de depressão registrada em toda a América Latina: aproximadamente 11,7 milhões de brasileiros sofrem da doença.

O aprofundamento do capitalismo na sociedade contemporânea reforça ainda mais a concepção de que somos apenas aquilo que produzimos e de que o nosso valor é medido pelo desempenho, intensificando os transtornos mentais.

Ao observar fenômenos sociais como a "sociedade do cansaço", descrita pelo filósofo Byung-Chul Han, em 2015, entendemos os caminhos que levaram as pessoas ao estado de esgotamento físico e mental. Para Han, o capitalismo contemporâneo inaugurou uma ideia de positividade excessiva vinculada ao alto desempenho, nos condicionando a uma obsessão pelo sucesso e por uma realização material que nunca se concretizam.

Esse modelo de sociedade promove discursos que exaltam a competição entre os pares, premiam a exaustão e, além disso, impedem demonstrações de vulnerabilidade. Essa busca constante pela perfeição e pela alta produtividade tem adoecido cada vez mais a sociedade atual, estimulando modelos inatingíveis de vida que são expostos dia após dia nas redes sociais.

Nesse contexto, um antigo transtorno de personalidade, bastante conhecido pela comunidade científica, ganhou destaque entre a população geral: o narcisismo. Com o crescimento de plataformas como o Instagram e o TikTok, a busca por validação e por uma imagem idealizada se intensificaram, especialmente entre os mais jovens. Termos como "narcisista" ou "narcisismo" também se tornaram comuns em conversas cotidianas, sendo utilizados para descrever comportamentos tidos como egocêntricos, ainda mais se relacionados a figuras públicas ou políticos.

A popularização, por consequência, aumentou a curiosidade sobre esse tipo de transtorno e, ao mesmo tempo, abriu espaço para a disseminação de mitos sobre o narcisismo, assim como o uso incorreto dos termos que envolvem esse universo.

Embora o narcisismo seja, com certa frequência, descrito como a patologia do amor-próprio, esse fenômeno complexo tem fascinado psicólogos, sociólogos e filósofos há muito tempo. Ele vai além de uma simples obsessão por si mesmo.

Quando isso deixa de ser uma característica de personalidade e se transforma em um transtorno, o impacto não se restringe ao indivíduo,

Narcisistas

mas reverbera em suas relações e interações com o mundo.

Modismos à parte, o transtorno de personalidade narcisista (TPN) é uma condição psicológica complexa e multifacetada, marcada por uma necessidade constante de admiração, um senso exagerado de grandiosidade e uma falta de empatia pelos outros. Sendo assim, o transtorno precisa ser encarado e discutido com a mesma seriedade que qualquer outro fenômeno psicológico.

Com esse objetivo em vista, este livro esclarece os aspectos fundamentais do narcisismo, diferenciando o comportamento narcisista de características de personalidade comuns e discute, ainda, as nuances do transtorno de personalidade narcisista. O objetivo é proporcionar uma compreensão mais profunda de como esse transtorno se manifesta e afeta as relações interpessoais, seja no ambiente familiar, profissional ou social.

Embora o narcisismo esteja sendo amplamente discutido na cultura contemporânea, muitos aspectos desse transtorno ainda são mal compreendidos, especialmente entre a população leiga. Nesse contexto, o livro não apenas examina as manifestações do TPN, mas propõe uma reflexão a respeito de como conseguir lidar com essas dinâmicas de maneira construtiva e compassiva.

Ao longo dos capítulos, você será convidado a refletir sobre o impacto do narcisismo nas relações humanas e o caminho para o entendimento, a cura e a reconstrução de uma autoestima mais saudável.

Independentemente da linha teórica, investigar esses fenômenos ajuda a encontrar a raiz dos comportamentos que caracterizam doenças e a propor terapias e métodos de tratamento adequados. O avanço dos estudos da saúde mental só foi possível quando a sociedade passou a entender o transtorno mental não como "loucura", mas como uma doença tratável.

NARCISISTAS · CAPÍTULO 1

A PATOLOGIA
DO AMOR-PRÓPRIO

om a popularização das redes sociais, tornou-se mais evidente a nossa necessidade de mostrar uma versão editada e, muitas vezes, melhorada de nós mesmos. Assim, se antes a preocupação em parecer ser melhor que os outros acontecia apenas em situações sociais, agora ela se faz presente de maneira integral, inclusive diante de pessoas que nem conhecemos.

Como uma verdadeira forma de documentação diária da própria vida, publicamos em plataformas digitais, como o Instagram, os momentos mais bonitos vividos em nosso dia a dia, seja ao postarmos uma foto tirada em um ângulo que nos favoreça ou uma foto de um pôr do sol durante uma breve trégua da chuva em uma viagem para a praia, ou ainda quando escolhemos dividir uma grande conquista, como um diploma ou um feito profissional. Seja o que escolhemos dividir com quem nos segue, o intuito é sempre o mesmo: mostrar nossa "melhor versão".

Esse comportamento faz com que algumas questões sejam levantadas: somos todos narcisistas? O que faz com que a maioria das pessoas decida manipular os acontecimentos para que pareçam perfeitos?

A origem do termo "narcisismo"

O termo "narcisismo" remonta ao mito grego de Narciso. Na história narrada pelo poeta romano Ovídio, a ninfa Liríope teria perguntado ao adivinho Tirésias se o filho, o jovem e belo Narciso, viveria ainda por muitos anos.

Em resposta à questão, o adivinho disse: "Ele só viverá muito se não se conhecer". Essa afirmação introduz a passagem mais famosa da trama, na qual Narciso, após rejeitar o amor da ninfa Eco, acaba morrendo, segundo a narrativa, de forma trágica. Ao perceber seu reflexo em uma fonte de água cristalina, o jovem se apaixona pela própria imagem e deita-se no rio na esperança de alcançá-la, permanecendo ali até definhar.

Com o passar dos anos, a popularização do mito fez com que o termo "narcisista" passasse por uma série de ressignificações, chegando a ser usado de forma pejorativa.

Atualmente, entendemos como narcisista um indivíduo autocentrado, por vezes egoísta e que age em benefício próprio. No entanto, essas definições são limitadas quando pensamos no conjunto de comportamentos que caracterizam o diagnóstico do transtorno de personalidade narcisista.

As dificuldades de quem sofre com o transtorno de personalidade narcisista

Uma pessoa com TPN sofre de uma condição psicológica complexa que pode ser incapacitante quando considerados determinados aspectos da vida. As relações interpessoais costumam ser as mais afetadas, pois indivíduos com o distúrbio tendem a se considerar mais especiais do que os outros e são menos empáticos, apresentando dificuldade para entender os sentimentos e dores alheios.

Outra marca desse transtorno é a espera por tratamentos privilegiados, e quando essa espera não é correspondida, o indivíduo é tomado por uma frustração intensa, que pode levar a crises de raiva.

Um dos principais sistemas de classificação de transtornos mentais hoje é o *Manual diagnóstico e estatístico dos transtornos mentais* (DSM). Criado no início dos anos 1950 pela Associação Americana de Psiquiatria (APA), o documento serve como referência de diagnóstico para profissionais de saúde mental.

A primeira vez que o manual incorporou o transtorno de personalidade narcisista em suas publicações foi no DSM-III, lançado em 1980 — exatamente trinta anos após a sua primeira edição.

Agora, na quinta edição (DSM-5), o manual apresenta um conjunto de critérios para o diagnóstico do TPN que explora a manifestação dos comportamentos mais recorrentes.

Coleção Transtornos da Mente

Podem ser sinais do transtorno: padrão persistente de grandiosidade; necessidade de admiração; preocupação com fantasias de realizações ilimitadas (influência, poder, inteligência, beleza ou amor); inveja dos outros; convicção de que as pessoas os invejam; e outros indicativos.

Além disso, o documento considera a possibilidade de um paciente com TPN apresentar também outros distúrbios, como depressão, anorexia nervosa ou transtorno de personalidade *borderline*.

Diagnosticar o TPN é considerado desafiador para os especialistas, pois há casos de pessoas que não apresentam o transtorno, mas , mesmo assim, exibem traços narcisistas evidentes, manifestando comportamentos similares aos do TPN, mas com menor frequência e impacto nas relações.

O uso desmedido do termo "narcisista" pode levar à estigmatização e dificultar um diagnóstico preciso para quem realmente sofre desse transtorno.

De acordo com a psicologia, a resposta para a pergunta "somos todos narcisistas?" é sim. Com ou sem o transtorno, todos somos narcisistas em alguma medida. Isso assinala um ponto importante no debate e ajuda a explicar por que as pessoas reproduzem, seja na internet ou fora dela, atos de reafirmação para assegurar sua posição no mundo enquanto pessoas amadas, queridas e valorizadas.

Assim, entende-se que o narcisismo funciona como um mecanismo de defesa, regulando nossos limites em relação ao outro e ao mundo externo. É um recurso que está presente em todos nós e não deve ser descartado. Para elucidar as diferenças entre o TPN e o narcisismo, a seguir serão analisados os tipos de narcisismo por meio de uma revisão teórica de estudos desenvolvidos na psicologia a partir do tradicional mito grego de Narciso.

Tipos de narcisismo

Na psicologia, o narcisismo abarca alguns subtipos, com destaque para o narcisismo vulnerável e o narcisismo grandioso. Embora a diferenciação não substitua a metodologia de diagnósticos psiquiátricos, pode ajudar na caracterização e adaptação das variações comportamentais.

Tanto o narcisismo grandioso quanto o vulnerável incluem comportamentos egocêntricos, manipuladores e agressivos, mas têm suas particularidades.

Narcisismo grandioso

O narcisismo grandioso é caracterizado por arrogância, extroversão, presunção e comportamento dominante. Pessoas com níveis altos de narcisismo grandioso acreditam ser superiores aos outros e às normas sociais. Superestimam suas habilidades e, quando fracassam, culpam circunstâncias externas. Raramente apresentam sintomas como depressão ou problemas de autoestima, e zelam por transparecer equilíbrio emocional.

Narcisismo vulnerável

Já o narcisismo vulnerável está mais associado a pessoas inseguras, tímidas e que se sentem deslocadas com facilidade. Esses indivíduos adotam uma postura defensiva e utilizam-se da aprovação do outro para regular a autoestima. Esse tipo costuma ser menos perceptível, pois os traços podem ser confundidos com outros transtornos psicológicos. Os narcisistas vulneráveis são sensíveis a críticas e se sentem profundamente machucados quando as recebem, assim como assumem uma postura de arrogância e hostilidade quando se sentem inseguros diante de uma situação, além de apelarem para a manipulação emocional ao se colocarem no lugar de vítima. Diferentemente do narcisismo grandioso, os narcisistas vulneráveis são mais propensos a se sentirem deprimidos e aparentam ser mais empáticos.

Narcisismo na psicanálise

O narcisismo foi referenciado pela primeira vez na psiquiatria, no fim do século XIX, pelos médicos Alfred Binet e Havelock Ellis. Em 1888, Binet escreveu o artigo "O fetichismo no amor", no qual relata o fetiche de pessoas que precisam estar diante de objetos que remetam a si mesmas para sentirem atração sexual.

Na década seguinte, o médico e ensaísta inglês Havelock Ellis descreveu um caso em que o indivíduo só atingia prazer sexual tocando a si mesmo ou observando seu reflexo no espelho. Na época, tanto Binet quanto Ellis associaram esses fetiches ao mito de Narciso.

Apesar de existirem dúvidas sobre quem introduziu o termo "narcisismo", a autoria fica entre Ellis e o psiquiatra alemão Paul Näcke. Em 1899, Näcke categorizou como narcisismo os casos em que a satisfação sexual dependia de objetos, espelhos ou qualquer outro recurso que fizesse o indivíduo pensar em si mesmo durante o ato sexual.

Foi somente no início do século XX que o conceito de narcisismo se popularizou, dessa vez no campo da psicanálise. Em 1905, Sigmund Freud, conhecido como o pai da psicanálise, abordou o autoerotismo em seus *Três ensaios sobre a teoria da sexualidade*, mas ainda sem utilizar o termo "narcisismo".

Três anos depois, o médico e psicanalista Isidor Sadger inaugurou o termo em seu artigo "Questões neuropsiquiátricas à luz da psicanálise" (1908). A partir de então, o tema passou a ser debatido entre os membros da Sociedade Psicanalítica de Viena, levando Freud a formalizar o uso do termo "narcisismo" e trazendo novos contornos à psicanálise.

Freud debruçou-se sobre o mito de Narciso, destrinchando o comportamento narcisista para além da perspectiva da patologia. Para o austríaco, o conceito estava relacionado a um movimento no qual o indivíduo direcionava a libido a si mesmo, buscando prazer por meio da própria imagem corporal. Na contramão de Ellis e Näcke, que associavam o narcisismo ao conceito de perversão — para eles, tratava-se de um aspecto da homossexualidade —, Freud defendia que esse comportamento era um "complemento libidinal do egoísmo da pulsão de autoconservação, do qual justificadamente atribuímos uma porção a cada ser vivo". Em outras palavras, era um estágio natural do desenvolvimento sexual.

Os dois estágios do narcisismo

Segundo os estudos de Freud, nosso desenvolvimento se dá em dois estágios: o narcisismo primário e o secundário. Para entendermos essas fases, é importante introduzir dois conceitos psicanalíticos: a libido narcisista (pulsões de autoconservação) e a libido objetal (pulsões sexuais).

Enquanto a primeira é direcionada ao próprio ego, a segunda remete à busca pela satis-

Coleção Transtornos da Mente

fação a partir dos objetos. O narcisismo primário pode ser observado na primeira infância, quando o ego ainda não está formado e as relações objetais ainda não estão presentes.

Para explicar esse processo, Freud fala em pulsão parcial, que é a busca por satisfação ao estimular uma zona erógena (que podem ser os olhos, a boca, os órgãos genitais etc.), o que constitui a base da sexualidade infantil.

No estado primário, o bebê não diferencia o mundo de si mesmo, limitando sua percepção às próprias necessidades e a como supri-las. Os cuidadores têm papel central na manutenção desse tipo de narcisismo, pois são responsáveis por suprir tais necessidades e são, portanto, vistos pelo bebê como parte de si.

Após esse estágio, Freud estabelece como narcisismo secundário a transição dessa pulsão, também chamado de autoerotismo, ao amor objetal. Quando o bebê se torna criança, a libido narcisista dá lugar à libido objetal, e ela começa a reconhecer e a desejar objetos externos (indivíduos ou coisas) que a satisfazem.

Conclui-se, então, que tanto o narcisismo primário quanto o secundário são importantes para a formação da personalidade, pois a libido objetal só é possível após a experimentação do autoerotismo.

A psicologia do *self*

Na década de 1970, o psicanalista austríaco Heinz Kohut desenvolveu a *psicologia do self,* incorporando-a em seu estudo e ampliando o uso do conceito de *self* na psicanálise. Em contrariedade aos autores mencionados, Kohut rejeitava a ideia de que o narcisismo fosse exclusivamente patológico ou mesmo parte de uma etapa do desenvolvimento sexual.

Para ele, o *self* representava a identidade, as experiências emocionais e as relações interpessoais de um indivíduo desde a infância, resultando em um *self* saudável ou patológico.

Kohut aponta em sua obra, *Formas e transformações do narcisismo* (1966), que o *self* começa a se desenvolver nas relações precoces, em especial nas interações do bebê com seus cuidadores. Os cuidadores assumem o papel do que o autor chama de *self-objetos*, responsáveis por alimentar e preservar o *self* da criança a partir da validação de suas emoções, por exemplo.

O austríaco aponta que o *self* possui duas formas de relação com seus *self-objetos* (que costumam ser a mãe ou o pai): o *self grandioso* e a *imago parental idealizada*.

O *self grandioso* remete às ambições e aos desejos durante a primeira infância, desenvolvendo-se quando as necessidades do *self* não são supridas. Já a *imago parental idealizada* está associada ao controle das pulsões desse *self* grandioso. Para Kohut, ideias de grandiosidade tinham papel fundamental na constituição da personalidade, mas falhas mais graves no desenvolvimento do *self* poderiam levar ao surgimento de transtornos narcisistas.

A partir da década de 1980, o psicanalista Otto Kernberg trouxe uma nova perspectiva de análise sobre o narcisismo, aproveitando o conceito de *self*. Considerado um expoente nas pesquisas dos transtornos de personalidade, Kernberg marcou seu nome como uma das figuras mais importantes nos estudos sobre o TPN na teoria psicanalítica.

Para ele, o narcisismo estava relacionado ao desenvolvimento e à integridade do *self*, isto é, quando o *self* está em equilíbrio, o narcisismo é positivo, caso contrário, torna-se um transtorno de personalidade. Kernberg entendia como *self* a interação entre representações internas de si e representações de outras pessoas significativas (as quais chamava de representações objetais) na mente do indivíduo.

Os três níveis do narcisismo

Kernberg divide o narcisismo em três níveis: o narcisismo normal, o narcisismo patológico e a personalidade narcisista.

O narcisismo normal, de acordo com o autor, é um estado não patológico em que o *self* atua como regulador da autoestima e, dessa forma, promove uma autopercepção mais realista e equilibrada.

O narcisismo patológico é uma manifestação de um *self* grandioso e instável, que evoca insegurança e baixa autoestima. Essa falha no desenvolvimento do *self* é atribuída a disfunções nas relações objetais, como a falta de validação na infância.

A personalidade narcisista, caracterizada por Kernberg como a patologia mais problemática não descrita por Freud, é desencadeada por um *self* grandioso patológico que idealiza a própria personalidade e as relações objetais, impactando o comportamento do indivíduo. O psicanalista destaca que a inveja é a principal emoção das personalidades narcisistas, que formam um ego patológico grandioso — organização interna do *self* associada à autoimagem grandiosa — para lidar com esse sentimento.

NARCISISTAS • CAPÍTULO 2

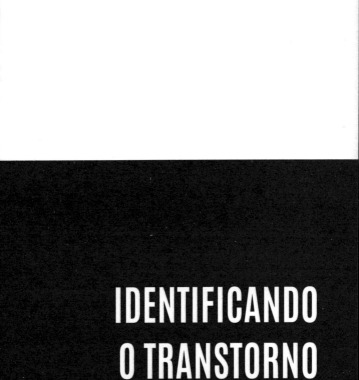

IDENTIFICANDO
O TRANSTORNO

Da mesma forma que existem obstáculos para chegar a um diagnóstico claro do transtorno de personalidade narcisista devido à gama de sintomas e fatores emocionais, também há desafios para identificar esse distúrbio no campo da neurociência. Embora pesquisas já apontem mudanças no cérebro de pessoas com esse transtorno, muitas dúvidas permeiam essa descoberta.

Como identificar o narcisismo?

Uma das principais dúvidas é se existe predisposição genética para o desenvolvimento do TPN. Diversos estudos tentam identificar marcadores biológicos nos pacientes para facilitar o diagnóstico precoce e criar tratamentos mais específicos e eficazes.

Outras linhas de pesquisa investigam a possibilidade de o transtorno ser resultado do ambiente e das experiências de um indivíduo, como defendem os psicanalistas.

Apesar de a neurociência ainda não ter a resposta para questões como essas, já foram comprovadas diferenças na conectividade neural e na ativação de circuitos cerebrais responsáveis pela regulação emocional em pacientes com transtorno de personalidade narcisista.

Ao longo dos últimos anos, estudos investigaram reações neurofisiológicas em situações nas quais uma pessoa era exposta a ameaças ao ego (como experienciar exclusão social ou fracasso em um objetivo) e as respostas de estresse involuntário diante do experimento. Foram analisadas, portanto, a intensidade das respostas e as diferenças nas reações de pacientes com níveis mais altos de TPN.

As respostas foram obtidas através de indicadores que mediram as reações do corpo e do cérebro a estímulos negativos imediatos, como alterações na condutância da pele, o que ocorre quando o sistema nervoso simpático é ativado, aumentando a produção de suor e a condutividade elétrica da pele.

Outros indicadores incluíam o nível de cortisol (hormônio do estresse) e a mudança na pressão arterial, que pode cair ou subir em resposta a uma experiência desagradável.

Os avanços em neuroimagem permitiram a descoberta de que áreas do cérebro, como a ínsula anterior e o córtex cingulado anterior dorsal , são ativadas quando enfrentamos estímulos como dor, frustração ou raiva. No córtex pré-frontal e no sistema límbico (incluindo o hipocampo e a amígdala), relacionados à percepção de recompensas, foram observados padrões de atividade alterados que podem contribuir para a manifestação dos sintomas de TPN, como a necessidade de ser admirado e a dificuldade em lidar com críticas.

A partir desses experimentos, pesquisadores chegaram à conclusão de que a repetição de padrões de comportamento em pessoas com TPN poderia causar mudanças permanentes no funcionamento do corpo e do cérebro, bem como disfunções na regulação emocional. Essa descoberta foi feita a partir da análise do funcionamento do organismo em condições normais, sem estímulos imediatos.

A neurociência e a neurobiologia seguem em busca de meios de diagnosticar esse transtorno no cérebro a partir de exames, mas a única forma de se ter o diagnóstico ainda é por meio do acompanhamento de um psicólogo clínico ou psiquiatra. Durante a entrevista, o profissional deve observar se o paciente apresenta ao menos cinco dos critérios propostos pelo DSM-5. São eles:

- Falta de empatia;
- Grandiosidade (superestimação de conquistas e sonhos mirabolantes);
- Sentimento de superioridade;
- Expectativa de tratamento privilegiado em relação às demais pessoas;
- Inveja e crença de que são invejados;
- Busca por admiração e validação;

- Exploração das pessoas ao redor e manutenção de relacionamentos que aumentam a autoestima;
- Arrogância.

Outro desafio no diagnóstico é o entendimento do grau de narcisismo do paciente. Muitas vezes, em um primeiro contato, alguns dos sintomas podem não ser perceptíveis, então o ideal é que a pessoa busque acompanhamento contínuo.

Quando o narcisismo é desenvolvido?

De acordo com o DSM-5, o transtorno de personalidade narcisista desenvolve-se entre a adolescência e o início da fase adulta. No entanto, os pacientes geralmente buscam ajuda tardiamente, quando o transtorno já gerou vícios e hábitos destrutivos. É comum, por exemplo, que pacientes com TPN sofram de alcoolismo, dependência química, tabagismo, isolamento social e insônia.

Além de ser prejudicial para a saúde física das pessoas afetadas, o TPN também impacta as relações sociais e profissionais. Por conta da irritabilidade e das emoções desreguladas, os narcisistas frequentemente sabotam os próprios relacionamentos, além de não conseguirem lidar com tarefas cotidianas — como o trabalho ou a faculdade.

Traços de personalidade Big Five

A análise dos sintomas é primordial para um diagnóstico preciso, mas há outros sistemas que podem ajudar, como os traços de personalidade Big Five. Em 1884, o britânico Francis Galton elaborou uma nova forma de pensar e compreender a personalidade. Para ele, as principais características das pessoas estavam "escondidas" na linguagem, ou seja, nas palavras que usavam para descrever comportamentos e traços. Mais de cinquenta anos depois, os psicólogos estadunidenses Gordon Allport e Henry Odbert retomaram essa ideia, encontrando mais de 4.500 adjetivos em um dicionário de inglês de 1925 que pareciam descrever traços de personalidade estáveis.

Na década de 1940, Raymond Cattell, psicólogo britânico-americano da Universidade de Harvard, reduziu a lista para 171 palavras, eliminando sinônimos. Em seguida, o especialista conduziu uma pesquisa com cem pessoas para identificar quais desses adjetivos mais combinavam com a personalidade delas — das 171 palavras levantadas inicialmente, foram escolhidas apenas dezesseis, o que levou à criação do teste das 16 personalidades.

Nos anos 1990, o psicólogo estadunidense Lewis Goldberg reduziu ainda mais os termos selecionados por Cattell, deixando apenas cinco fatores. Por fim, a comunidade acadêmica validou esse novo sistema, passando a denominá-lo como Big Five.

Os traços que hoje correspondem ao Big Five são: abertura, conscienciosidade, extroversão, amabilidade e neuroticismo. Cada traço apresenta particularidades e, às vezes, mais de um significado.

Abertura

Quanto maior a pontuação do indivíduo no traço de abertura, maior a sua ânsia por conhecer, experimentar e aprender coisas novas.

Esse traço costuma se manifestar em pessoas com perfil mais aventureiro, que se abrem para novas experiências e gostam de buscar vivências que saem do óbvio e da rotina.

Pessoas com baixo grau de abertura tendem a permanecer em suas zonas de conforto, escolhendo viver apenas o que já conhecem.

Conscienciosidade

Pessoas que contam com alta pontuação em conscienciosidade mantêm a disciplina e a ordem com mais facilidade. Esses indivíduos costumam gostar de seguir metas bem estabelecidas, assim como tendem a planejar tudo com antecedência.

Já os que apresentam baixa pontuação em conscienciosidade agem de forma mais impulsiva e desorganizada, sentindo-se pressionados quando há algum objetivo a ser realizado ou um cronograma a ser seguido.

Extroversão

Pessoas extrovertidas são sociáveis, comunicativas e geralmente ocupam o centro das atenções, sendo bastante expressivas. Pessoas com pontuação baixa em extroversão tendem a ser mais reclusas, tímidas e a esconder suas emoções.

Amabilidade

Outro traço estabelecido é o da amabilidade, ligado a gentileza, cooperatividade, empatia e altruísmo. Pessoas com alta pontuação em amabilidade gostam de ajudar os outros e costumam ser mais emotivas, enquanto as com menos amabilidade são mais apáticas, competitivas e individualistas, tendendo a sentir emoções negativas, como a inveja.

Neuroticismo

O último traço estabelecido por esse sistema é o neuroticismo. Isso diz respeito à capacidade do indivíduo de controlar suas emoções, ou seja, pessoas com grau de neuroticismo elevado têm um temperamento inconstante e são mais ansiosas. Indivíduos que apresentam grau baixo desse traço costumam ser mais resilientes e calmos.

Avaliação profissional

Para poder ser realizada a classificação do grau de cada traço, é feito um teste composto por diversas perguntas ou afirmações que avaliam a inclinação de uma pessoa a um comportamento específico.

Para verificar a incidência do traço abertura, por exemplo, é introduzida a afirmação: "Eu gosto de viver novas experiências". A partir dessa frase, a pessoa deve escolher uma destas respostas: discordo totalmente; discordo parcialmente; neutro; concordo parcialmente; ou concordo totalmente. É indicado que a opção "neutro" seja evitada por quem está sendo avaliado para que o resultado obtido pelo teste seja o mais preciso possível.

Todas as afirmações da classificação estão relacionadas de alguma forma com os cinco traços de personalidade. No fim, o teste calcula uma pontuação para cada um dos cinco traços, indicando se a pessoa apresenta alto, médio ou baixo grau de cada um.

Esse teste não é usado somente na psicologia, mas em pesquisas científicas, e no ambiente de trabalho por profissionais de recursos humanos. O Big Five é um grande aliado para identificar e tratar transtornos psicológicos, mas pode ser uma ferramenta útil para tarefas diárias — como, por exemplo, formar uma equipe no trabalho com pessoas que apresentam traços equivalentes.

O Big Five não substitui o diagnóstico realizado por um profissional de saúde, mas pode ser útil para ajudar a decodificar padrões de comportamento e sentimentos de quem enfrenta algum tipo de distúrbio mental. Com base nos critérios presentes no DSM-5, pessoas com transtorno de personalidade narcisista gostam de viver o desconhecido, são emocionalmente instáveis e extrovertidas, o que pode refletir nos resultados do teste.

Dessa forma, é comum que apresentem níveis altos de abertura, neuroticismo e extroversão. Por outro lado, o traço de amabilidade é o que os narcisistas menos pontuam, por serem pouco empáticos e altruístas.

NARCISISTAS · CAPÍTULO 3

O MAPA
DE NARCISO

Os dados globais sobre narcisismo indicam que ele é raro, afetando apenas de 1% a 2% da população. Desses, 75% são homens, mas não há nenhuma evidência científica de uma tendência biológica associada ao distúrbio. Teóricos, como Emily Grijalva, professora adjunta da Universidade Estadual de Nova York em Buffalo e especialista em narcisismo, indicam, inclusive, a possibilidade de que a prevalência do TPN em homens seja resultado da conjuntura social patriarcal e machista na qual vivemos. Grijalva conduziu um estudo em que analisou trinta anos de pesquisas sobre o narcisismo; a tese reuniu respostas de 475 mil participantes de diferentes países. O relatório concluiu que, ao longo de várias gerações, o resultado não se altera: o sexo masculino sempre apresenta maior grau do transtorno do que o feminino. A pesquisa focou em três aspectos do narcisismo: autoridade, exibicionismo e senso de merecimento.

Os três aspectos principais do narcisismo

O exibicionismo foi o aspecto mais equilibrado entre os sexos, mostrando que tanto homens quanto mulheres com traços narcisistas buscam validação, gostam de ser elogiados e de chamar atenção.

Em contrapartida, a ideia de merecimento, ou seja, de uma pessoa que sente que merece algo mais do que outra, é a principal divergência entre homens e mulheres. A sociedade ainda reforça a concepção de que homens têm mais direitos, levando o sexo masculino a buscar seus privilégios, mesmo que isso implique a exploração de outras pessoas.

O compilado de pesquisas também evidenciou que o predomínio de homens em cargos de liderança, e de uma cultura que os agracia com soberania e poder há séculos, têm influência no aspecto da autoridade. Enquanto homens se sentem confortáveis no poder, mulheres tendem a evitar essas posições devido à pressão social e à associação desse comportamento ao sexo masculino.

Dados levantados pelo Censo de 2022 do Instituto Brasileiro de Geografia e Estatística (IBGE) demonstram que, no Brasil, ainda há um atraso nesse sentido, visto que, apesar de as mulheres serem maioria (51,5%), ocupam somente 39% dos cargos de liderança no mercado de trabalho.

Outra conclusão interessante da pesquisa foi a de que as mulheres estão mais propensas ao narcisismo vulnerável, à medida que homens tendem ao narcisismo grandioso.

A cultura do narcisismo

A relação entre o narcisismo e comportamento social proposta por Grijalva não é nova. Em 1970, o historiador Christopher Lasch colocou em pauta o conceito de "cultura do narcisismo" e sugeriu que todos estamos sujeitos a esse fenômeno. Baseando-se em psicanalistas como Sigmund Freud, Otto Kernberg e Heinz Kohut, Lasch explorou o narcisismo como patologia, mas focando na questão da socialização.

Narcisistas

O pano de fundo da obra *Cultura do narcisismo: a vida americana numa era de esperanças em declínio*, lançada por Lasch em 1979, é a sociedade estadunidense e suas transformações no século XX, especialmente durante a efervescência política dos anos 1960. Ele menciona os grupos de vanguarda radical da época.

Segundo o autor, esse radicalismo teve relação com o desejo da sociedade por um "sentido de significado e finalidade". Grande parte desses grupos não teve suas demandas atendidas e, diante da ameaça nuclear da Guerra Fria e do esgotamento dos recursos naturais, desencadeou-se uma sensação generalizada de impotência. Isso criou um clima de busca por uma "ilusão momentânea de bem-estar pessoal, saúde e segurança psíquica". Dessa forma, grupos que antes abraçavam a política radical naquele período decidiram deixar a militância de lado para focar em si mesmos. Em uma passagem do livro, Lasch conta que:

Após a ebulição política dos anos 1960, os americanos recuaram em direção a preocupações puramente pessoais. Sem esperança de incrementarem suas vidas com o que interessava, as pessoas convenceram-se de que o importante era o autocrescimento psíquico: entrar em contato com seus sentimentos, comer alimentos saudáveis, fazer aulas de danças clássicas ou dança-do-ventre, mergulhar na sabedoria do Oriente, correr, aprender a se "relacionar", superar o "medo do prazer".

Segundo Lasch, esse desejo era um sintoma da iminência de uma "sociedade terapêutica", refletindo a priorização dos interesses indivi-

Narcisistas

duais — sob a justificativa de razões terapêuticas. Para ele, essa busca por autorrealização e bem-estar pessoal prejudicava a luta por valores coletivos significativos.

Segundo o historiador, essa sociedade nasceu na década de 1920, com a industrialização, o declínio das instituições tradicionais, a valorização excessiva das habilidades sociais e o incentivo ao individualismo. Ele sinaliza a publicidade dessa época como uma das culpadas pelo surgimento da sociedade do consumo, na qual o prazer é atingido somente pelo consumo de bens e experiências — um dos pontos centrais da cultura do narcisismo.

Lasch responsabiliza os meios de comunicação por "intensificarem os sonhos narcisistas de fama e glória" a partir do culto a celebridades. Esse ponto marca o momento em que o homem comum, após fantasiar a fama, percebe que está longe de alcançá-la. Diante de uma vida sem significado, torna-se difícil aceitar o que o autor chama de "banalidade da existência cotidiana".

Lasch argumentava que as pessoas tiveram suas competências minadas com as inovações sociais, tornando-as dependentes do Estado, do mercado e das burocracias, retirando-lhes a autonomia. De acordo com o historiador, o narcisismo é a dimensão psicológica dessa dependência, na qual o indivíduo precisa de uma audiência para validá-lo e admirá-lo.

Na cultura do narcisismo descrita por Lasch, prevalece a realização individual, que engloba desde o sucesso profissional e a juventude até o desempenho sexual satisfatório. Isso cria o sujeito narcisista, caracterizado "pela superficialidade emocional, medo da intimidade, hipocondria, pseudo autopercepção, promiscuidade sexual, horror à velhice e à morte", nas palavras do psicanalista Alexandre Wanderley.

O livro detalha que a construção desse sujeito aconteceu graças ao desinteresse dos homens do século xx pelo passado. A recusa da sociedade acerca da sugestão de que a vida no passado pudesse ter sido melhor do que a vida atual, assim como a crença de que tudo o que era antigo estava ultrapassado, são parte dos problemas apresentados na obra. Para o autor, essa crise cultural resultava em uma sociedade que sofria pela falta de sentido de sua existência, pelo sentimento de "vazio" e pela perda do sentido de continuidade.

Narcisismo na contemporaneidade

Christopher Lasch faleceu em 1994 e, por mais que não tenha vivido para testemunhar as transformações do século XXI, formulou um conceito que permanece atual.

Sua perspectiva enquanto espectador dos acontecimentos históricos que podem ter vindo a moldar a forma como socializamos é debatível, mas a observação de que a sociedade caminhava a passos largos para uma vida ainda mais centrada no "eu" ressoa com muitos dilemas sociais contemporâneos.

Essa vida autocentrada, focada em realização e aperfeiçoamento pessoal, tornou-se um produto. Na era da influência digital, celebridades constroem uma imagem que encoraja o individualismo. Nos segmentos de influência em *lifestyle* e beleza, que dominam plataformas como o Instagram e o TikTok, esse fenômeno é ainda mais perceptível.

Tudo isso se reflete em números: no Brasil, o mercado de beleza movimentou aproximadamente 26,9 bilhões de dólares em 2022, de acordo com o relatório da Associação Brasileira da Indústria da Higiene Pessoal (ABIHPEC). Esse número coloca o Brasil na quarta posição global, atrás apenas de Estados Unidos, China e Japão.

Um destaque recente é o fortalecimento do mercado voltado à saúde e ao bem-estar, sem relação direta com produtos estéticos. Produtos de cuidado pessoal, tratamentos em spas, barras de proteína, roupas fitness, *skincare*, suplementos para cabelos e unhas, creatina, colágeno… A quantidade de bens e serviços vinculada ao setor é vasta. Segundo dados divulgados pelo Global Wellness Institute, esse mercado movimentou 5,6 trilhões de dólares em todo o mundo no ano de 2022.

Como mais uma ramificação desses mercados, surge o termo em inglês *vanity capital*.

Esse conceito pode até ser traduzido de forma literal, como "capital da vaidade", mas não faria jus ao seu real significado. Por *vanity capital,* entendemos um conjunto de produtos — que vão desde cosméticos até carros de luxo, bebidas e cirurgias plásticas — que têm a função de nos fazer sentir melhor e "estimular a autoconfiança", como diz um relatório do Bank of America Merrill Lynch, que cunhou o termo e foi o pioneiro a trazer um balanço sobre esse mercado.

O sistema baseado em consumo desenfreado é potencializado pelas redes sociais, que se mostram eficazes em convencer as pessoas a gastarem. Mas o consumismo é somente um dos pilares das manifestações do narcisismo no ambiente digital.

Em alusão a Narciso, que se rendeu aos encantos da própria imagem, as redes sociais agem como o corpo d'água no qual o jovem se deitou. Os perfis pessoais, cuidadosamente organizados, funcionam como espelhos que refletem apenas aquilo que se quer mostrar. Isso resulta na superexposição e na construção de uma imagem grandiosa de si em plataformas que permitem que os usuários controlem a própria narrativa.

Com o tempo, a prática de escolher as poses e locais para publicação rendeu uma nova palavra no vocabulário popular: "instagramável". Em referência ao Instagram, o adjetivo é usado para dizer que uma fotografia atende às características visuais ideais da plataforma. Rapidamente, estabelecimentos como shoppings e restaurantes passaram a oferecer "cantos instagramáveis" para fotos.

Essa necessidade de mostrar seu melhor ângulo — ou o mais instagramável — é impul-

Coleção Transtornos da Mente

sionada por um sistema de recompensa das plataformas, em que os usuários buscam validação por meio de comentários, curtidas ou compartilhamentos.

Esses estímulos constantes e os reforços positivos disparam a produção de dopamina no cérebro, substância ligada ao prazer. A frequência desses disparos, no entanto, pode prejudicar a capacidade dos indivíduos de produzir a mesma molécula em atividades que demandam maior esforço físico e cerebral, como uma caminhada ao ar livre — dificultando o prazer em atividades cotidianas.

Além do dano ao cérebro, já comprovado cientificamente, o comportamento nas redes sociais revela uma dinâmica narcisista perigosa para a saúde mental. No jogo de validação imediata, promoção do próprio ego e incentivo ao consumo sob o pretexto do bem-estar, aos

Narcisistas

moldes do *vanity capital*, cria-se uma relação de dependência.

Essa sujeição se manifesta na relação do indivíduo com seus seguidores, que são a audiência validadora de seu ego, assim como na relação com as pessoas que ele segue, como celebridades e influenciadores, que são desejadas e comercializam suas imagens, seus produtos e suas marcas.

A imagem do narcisista do século XXI coincide com a do século XX descrita por Lasch, centrada na busca pela própria satisfação. No entanto, a diferença entre os dois sujeitos é que atualmente não é mais possível separar a vida online da offline, o que acaba amplificando os efeitos dessa cultura.

No campo virtual, o narcisista de hoje tem maior probabilidade de se sentir frustrado se não tiver o engajamento esperado em suas postagens, buscando recuperar sua autoestima por meio da conexão com celebridades.

As interações narcisistas podem não significar uma patologia, como é o caso de pessoas com narcisismo adaptativo, uma forma mais moderada. Estudos, no entanto, investigam a existência de distinções no comportamento nas redes sociais de acordo com o tipo de narcisismo, mas ainda sem consenso sobre o tema.

Pessoas narcisistas adaptativas costumam intensificar o uso das redes sociais, valorizando seus próprios pensamentos, experiências e cotidiano. Por esse motivo, são mais propensas a compartilhar fotografias e textos online, sendo vistas como usuárias assíduas.

Pesquisas recentes sugerem que narcisistas grandiosos têm afinidade com o ambiente digital, gostando de postar *selfies* e atualizações de status, entre outras publicações.

Apesar disso, existem nuances culturais determinantes para esse comportamento — pessoas de países menos calorosos socialmente, ao contrário do Brasil, tendem a ser mais retraídas nas redes. No caso do narcisismo vulnerável, o sentimento de inadequação provoca um distanciamento das plataformas, tornando-os mais ausentes no meio virtual e menos suscetíveis a exagerar nas postagens sobre a própria vida.

São variados os critérios para avaliar quão assíduas são as pessoas com traços do transtorno nas plataformas digitais, mas a comunidade científica concorda que esses ecossistemas são importantes objetos de estudo para a avaliação das manifestações do narcisismo.

NARCISISTAS · CAPÍTULO 4

VULNERABILIDADE OCULTA

A ficção teve papel importante na popularização do narcisismo enquanto transtorno psicológico. Personagens icônicos com traços narcisistas, como Jay Gatsby, de *O grande Gatsby*, Tony Soprano, de *Família Soprano*, e o Coringa, de *Batman*, marcaram gerações por meio de representações dicotômicas do que era viver e pensar sob a perspectiva do individualismo.

Essas figuras buscavam um objetivo maior, frequentemente frustradas pelos obstáculos impostos pelo próprio ego. Em geral, eram retratadas como sujeitos que buscavam compreender melhor a própria identidade à medida que encaravam desafios para atingir suas metas. Embora o audiovisual as descrevesse como personalidades carismáticas e complexas, o mesmo meio, ainda hoje, perpetua a ideia de que todo narcisista é um vilão, vinculando uma questão de saúde mental à maldade.

Por outro lado, ao focar no narcisista e em sua procura por sucesso e validação, o cinema ajuda o público a perceber as vulnerabilidades dessas pessoas. Apesar disso, fora das telas, pode ser desafiador fazer a leitura de suas fraquezas.

Narcisismo nos relacionamentos

Pessoas com transtorno de personalidade narcisista podem enfrentar sérios problemas em seus relacionamentos afetivos. Quando desreguladas, atraem relações amorosas tóxicas e, em muitos casos, são manipuladoras. A tendência a incitar a competitividade e a dificuldade em demonstrar empatia pelo outro podem ser desafios para a vida a dois. Muitos embates são provocados pela dificuldade do indivíduo em entender e se conectar com os sentimentos e as intenções do parceiro.

Outro ponto de desgaste é a tendência de narcisistas enxergarem seus relacionamentos sob a ótica da utilidade. Pessoas com TPN costumam vincular suas relações à lógica de exploração, na qual o outro serve somente para suprir suas necessidades e seus desejos.

A sensibilidade às críticas e a dificuldade para validar os sentimentos dos parceiros também são desafios ao tentar promover um relacionamento saudável.

Pessoas com TPN não respondem bem a críticas, e costumam vê-las como um ataque pessoal, o que dificulta o reconhecimento dos

Coleção Transtornos da Mente

próprios erros e a resolução de desentendimentos de maneira construtiva.

Nos relacionamentos familiares, a dinâmica é semelhante. O convívio pode gerar sobrecarga emocional tanto para o indivíduo com TPN quanto para os demais. Narcisistas costumam ter o desejo de controlar tudo, reivindicando autoridade com base em normas sociais ultrapassadas. Isso costuma ocorrer quando o narcisista é o pai ou a mãe, que se apropria de uma narrativa obsoleta de que a rigidez é vital para a parentalidade.

Pais com TPN projetam suas ambições ou inseguranças nos filhos, exigindo que correspondam a esses anseios e alcancem feitos específicos. Essa imposição pode impactar negativamente a saúde psicológica e a autoestima dos filhos, que desde cedo enfrentam um ambiente de pressão e cobrança pela excelência.

Essa cobrança demonstra como o narcisismo pode levar o indivíduo a desconsiderar as necessidades e vontades até mesmo das pessoas que ama. Além disso, quando as expectativas impostas sobre o filho não são cumpridas, os pais frequentemente agem de forma condescendente ou agressiva.

Nas relações entre irmãos, primos e outros parentes, a competitividade é recorrente. Em alguns casos, pode gerar rivalidades e a busca por favoritismo, desgastando os laços familiares ao longo do tempo e causando prejuízos emocionais às pessoas envolvidas.

Narcisismo materno

No mundo em que vivemos, concebemos e replicamos a ideia de que o amor de mãe é o maior de todos. Mães são vistas como as responsáveis por promover o nosso primeiro contato com sentimentos como carinho, acolhimento e perdão. Da literatura à religião, a figura materna é tida como fundamental; uma figura que devemos respeitar, proteger e cuidar. Os filhos são considerados os grandes amores de suas vidas, posição que não pode ser disputada.

O amor materno já foi muito revisitado na psicologia, em especial na psicanálise. Estudos demonstraram que, ao contrário do que conhecemos, ele nem sempre se manifesta da mesma maneira. No século XX, essa questão chamou a atenção do pediatra e psicanalista inglês-britânico Donald Winnicott. Ao estudar as vivências emocionais em torno da experiência da maternidade, o autor destacou que essa relação não era nada óbvia, muito menos imutável.

Winnicott relatou que a gestação e o início da maternidade despertavam sentimentos variados. Nesse período, a mãe desenvolve um estado psicológico chamado "preocupação materna primária", focando toda sua atenção na criança e ignorando as próprias necessidades.

Em bebês recém-nascidos, é difícil a compreensão das suas necessidades, já que o choro é a principal forma de comunicação. Apesar dessas limitações, a mãe, agindo sob essa condição, fica mais sensível a reconhecer os sinais da criança, fazendo com que disponha de máximo comprometimento para suprir essas necessidades. Essa sensibilidade especial a ajuda a reconhecer desconfortos como fome, dor ou cansaço de seu bebê com mais facilidade.

O pediatra aborda a preocupação materna primária como uma fase positiva tanto na vida da mulher quanto na do bebê. Segundo ele, este é o estado que estabelece a base da saúde

Coleção Transtornos da Mente

mental do bebê e permite o desenvolvimento saudável do *self* da criança a partir da criação de um vínculo emocional entre a mãe e o bebê.

No entanto, essa fase é temporária e diminui conforme a criança ganha autonomia. Winnicott categoriza esse processo como uma regressão saudável e adaptativa da mãe. Em contrapartida, o pediatra diz que essa condição psicológica é quase doentia e justifica-se somente pela gravidez. Ele introduz a polêmica concepção de que, no início da maternidade, o cuidado da mãe é acompanhado por um sentimento de ódio pelo bebê.

Esse sentimento tem relação com a abstenção da própria existência, os riscos e as dores que a gestação causa ao corpo da mulher e, em alguns casos, à rejeição por parte da criança. Assim, a regressão só é possível em mães saudáveis, capazes de superar as complexidades dessa etapa

Narcisistas

e retomar o próprio caminho à medida que a criança se desenvolve.

Normalmente, esse estado nomeado por Winnicott é notado empiricamente por muitas mães que, embora nunca tenham lido sua obra, relatam o mesmo fenômeno.

Mas a preocupação materna primária não é regra. Gestantes que enfrentam episódios de depressão pós-parto, falta de apoio, estresse extremo ou problemas de saúde decorrentes da gravidez podem não desenvolver essa condição.

Nesses casos, os prejuízos à criança são diversos. Além de impossibilitar uma conexão mais profunda entre a mãe e o bebê, a criança pode desenvolver um *self* fragmentado, dificultando seu desenvolvimento emocional. Na visão winnicottiana, a falta de apego pode provocar bloqueios afetivos na criança.

Outro problema é a dificuldade do bebê em regular suas emoções devido à ausência de suporte emocional, levando-o a buscar o choro e o grito como alternativas para diminuir o desconforto.

No caso de mães com TPN, o caminho é semelhante. Elas passam pela mesma dificuldade para criar vínculo com o bebê, mas experimentam conflitos internos com a própria ideia de maternidade. Isso porque a mulher narcisista precisa, primeiro, aprender a distanciar-se de sua imagem para se ver como alguém que, agora, gera uma nova vida.

Com o nascimento do filho, a norma é que ele se torne a prioridade em sua vida. A mãe narcisista, antes preocupada apenas com as próprias necessidades, precisa lidar com as demandas dessa criança, que dependerá dela para todas as atividades cotidianas.

Na adolescência, quando o filho inicia sua emancipação emocional, é possível que os conflitos com a mãe se intensifiquem. Mães narcisistas frequentemente veem os filhos como extensões de si, usando-os para realizar desejos frustrados ao longo de suas vidas. Isso impede os filhos de desenvolver autonomia e escolher o próprio caminho, revelando uma face manipuladora da criação. Esse comportamento, por sua vez, se manifesta no uso de chantagem emocional.

Mães com TPN também são acometidas por uma instabilidade psíquica, em que ora dedicam tempo demais ao filho, ora o ignoram. A inveja também pode ser um problema — a mãe narcisista pode sentir-se em desvantagem em relação a um filho bem-sucedido ou com boa aparência, podendo reagir diminuindo ou sabotando as conquistas do filho. Essa montanha-russa de emoções pode fazer com que o filho desenvolva questões como baixa autoestima, dependência emocional, ansiedade e até mesmo depressão.

Narcisismo paterno

Menos explorado na psicologia, o narcisismo por parte de pai pode ser igualmente nocivo na criação de um filho. Como observado previamente, as manifestações do narcisismo nos sexos podem vir atravessadas por questões socioculturais. Isso significa que a forma como um pai com transtorno de personalidade narcisista se comporta sofre influência da estrutura social que ainda reforça a virtude do homem que reproduz, a postura de autoridade e poder.

Enquanto ao sexo masculino são atribuídas duas funções primordiais, a de genitor e de provedor, às mulheres estão reservadas as responsabilidades pelo cuidado e pela sobrevivência da criança. Diante dessa ideia, quando são notadas falhas na criação, a mãe é a primeira a ser apontada como culpada — lógica que afasta a compreensão e diferenciação das causas e efeitos de falhas que podem ser, na realidade, paternas.

O comportamento autoritário, que costuma ser notado nos homens em seus relacionamentos afetivos, também pode estar presente na relação com os filhos. Pais narcisistas costumam dar pouca abertura para que os filhos compartilhem o que sentem e quais são as suas vontades, fortalecendo uma dinâmica em que só há afeto se houver obediência. Esse movimento pode ser entendido não apenas como estratégia para reafirmar o poder dentro de casa, mas como resposta da frustração do pai com o filho que não corresponde às suas expectativas.

É comum que essa valorização do poder e autoridade também seja convertida em uma projeção do pai de que o filho seja totalmente autossuficiente e que não demonstre fraqueza.

Um dos mecanismos que resultam da falta de empatia de um pai narcisista é o uso da comparação. Quando o filho não consegue alcançar os ideais de sucesso estabelecidos pelo pai, está sujeito a sofrer comparações com pessoas ao redor, como filhos de conhecidos ou até mesmo um irmão.

Além desses pontos, o distanciamento emocional pode ser uma característica de pais com TPN. A dificuldade para lidar com as emoções do outro pode recair sobre os filhos que, caso tenham seus sentimentos negligenciados, podem sofrer as consequências dessa falta de apoio até a fase adulta.

Completude narcisista

Afinal, é possível ser pai ou mãe sem colocar expectativas sobre os filhos? Muitos autores dizem que não, e, ainda por cima, defendem que o desejo de ter um filho, por si só, traz consigo uma tentativa de alcançar o que os psicanalistas denominam como estado de "completude narcisista".

Na obra *As primeiras relações*, de T. Berry Brazelton e Bertrand G. Cramer, são exploradas as fantasias dos pais acerca da maternidade e da paternidade sob um viés psicanalítico. Para os autores, querer ter um filho é reflexo de um desejo de duplicar a si, de realizar as próprias projeções e de "imortalizar" a própria imagem.

Uma das explicações para esse tipo de desejo tem relação com a teoria do Complexo de Édipo ou, mais especificamente, com o conceito de castração. Segundo Freud, há uma etapa do desenvolvimento psicossexual da menina na qual ela percebe sua ausência do falo. Pela impossibilidade de tê-lo, ao tornar-se mãe, passa a enxergar no filho uma forma de tê-lo.

A respeito da relação entre a mãe e a criança, o pai da psicanálise diz que: "apenas a relação com o filho produz satisfação ilimitada na mãe; é a mais perfeita, mais livre de ambivalência de todas as relações humanas".

A partir da teoria de Freud, o psicanalista francês Jacques Lacan acrescenta o ponto de que a função do pai nessa dinâmica é de retirar o filho do "paraíso materno", ou seja, impedi-lo de ser o falo da mãe. Para conseguir intervir efetivamente, o pai deve impor autoridade de forma arbitrária — castrando a mãe de ter o falo e, principalmente, castrando o filho para que ele não seja o falo.

Narcisistas

Dessa maneira, a castração funciona como uma quebra das expectativas tanto da mãe quanto do filho, que experimentam a frustração de uma relação que poderia ser "perfeita" se não houvesse intervenção.

Diante dessa teoria, nota-se que o desejo materno estaria baseado em uma busca por satisfação que nasce ainda na infância da própria mãe. Essa satisfação é alcançada já na gravidez, quando acontece o primeiro contato da mulher com a sensação de completude, pois é a etapa em que ela sente seu corpo completo e, acima de tudo, produtivo. Nesse momento, surge também um desejo de fusão com a criança, durante o qual persiste uma vontade de retornar à unidade com a própria mãe.

Quando a criança nasce, essa fusão não se encerra inteiramente, pois a simbiose é proposta

Coleção Transtornos da Mente

em uma nova configuração. Ao chegar ao mundo, o filho é visto como uma extensão do *self* de sua mãe, capaz de adicionar uma nova dimensão a ela.

Após a reflexão sobre o desejo materno, é necessário pontuar as questões referentes ao desejo paterno. De acordo com alguns teóricos, o desejo paterno predominante é o de identificação com o filho e a busca por transcender a mortalidade — a essa relação, os psicanalistas dão o nome de contrato narcisista. A partir do nascimento, o pai torna a criança responsável pela função de promover a continuidade da existência de seu núcleo familiar, papel antes ocupado por ele próprio, que, por sua vez, deu sequência à linhagem.

Brazelton e Cramer ressaltam que, junto à questão da continuidade, há um conjunto de expectativas, sobre esse filho. Entre essas expectativas estão o desejo de que a criança seja fisicamente semelhante aos seus ancestrais, cultive tradições familiares, carregue o sobrenome da família ou siga determinada profissão para honrar os parentes. Em sua obra, Freud aborda esse processo e diz que "o ponto mais vulnerável do sistema narcisista, a imortalidade do Eu, tão duramente encurralada pela realidade, ganha, assim, um refúgio seguro, abrigando-se na criança".

Apesar do turbilhão de expectativas geradas pela mãe e pelo pai, é possível que esse filho não cumpra todos os requisitos. Os autores pontuam que, caso essas expectativas não correspondam ao ritmo natural do desenvolvimento da criança, podem tornar-se prejudiciais.

O desequilíbrio ocorre justamente quando os pais se frustram com a criança, mesmo que ela apresente características e comportamentos normais para sua idade. Quando a criança se mostra incapaz de suprir os desejos dos pais, é possível que o relacionamento tensione. No caso de pais narcisistas, a resposta a esses problemas costuma ser um distanciamento emocional.

Em *As primeiras relações*, os autores detalham que a frustração ocorre porque, após o nascimento, os pais se deparam com três crianças diferentes numa mesma figura. A primeira é a criança com quem fantasiavam, a segunda é o feto que acompanhou a mãe ao longo de toda a gravidez e, por último, o bebê que acaba de nascer — uma criança real.

O narcisismo está presente, portanto, desde a primeira etapa da decisão sobre ter ou não um filho. Em contrapartida, pais que são, de fato, narcisistas, são incapazes de desprender-se das concepções criadas sobre a criança desde antes de seu nascimento. Por não conseguirem se libertar das próprias fantasias, os pais narcisistas acabam propiciando um ambiente em que o filho se sente privado de suporte familiar nas fases mais importantes de seu crescimento.

Como lidar com pessoas com TPN?

Viver ao lado de uma pessoa com Transtorno de Personalidade Narcisista pode ser uma experiência bastante desafiadora. Seja um irmão, namorado, colega de trabalho, amigo ou até os próprios pais — independentemente do nível de intimidade, quanto mais fortes são os traços narcisistas, maior o desgaste causado nas relações.

É necessário, portanto, que o indivíduo que convive com uma pessoa narcisista adote algumas estratégias para estabelecer limites e manter o respeito mútuo no convívio. Ao longo dos últimos capítulos, abordamos quais são as motivações e os gatilhos para manifestações de narcisismo. Entender o que provoca esses impulsos e o que está por trás deles é importante para humanizar o que a pessoa com TPN está passando, afinal, trata-se de um transtorno que provoca sofrimento psicológico e deixa inúmeras marcas negativas na vida da pessoa.

Por trás da típica manifestação de grandiosidade, muitas vezes, o narcisismo pode estar escondendo uma autoestima abalada. Esse conflito interno gera uma série de comportamentos desagradáveis, como manipulação, tentativas de distorcer a percepção do outro sobre um fato, comparação e frustração ao se deparar com críticas negativas.

A melhor maneira de lidar com esses comportamentos é demonstrando ao indivíduo com TPN o que é aceitável e o que não é na relação. Exemplificar com clareza que tentativas de "fazer a cabeça" do outro é algo inadmissível é o primeiro passo para evitar manipulações. A atenção aos limites deve vir especialmente no que diz respeito às suas barreiras emocionais. No momento em que o narcisista atingir um ponto doloroso para você, é fundamental que isso seja comunicado e que o assunto seja cortado de imediato.

Traço presente em muitos dos narcisistas, a competitividade também costuma ser um problema. É comum que pessoas com TPN tentem testar a paciência das pessoas ao seu redor por meio de comparações desnecessárias. Além disso, sentem satisfação em desafiar autoridades e passar por cima de regras. Esses impulsos fazem com que as pessoas ao redor reajam de forma intensa, aparentando um descontrole emocional.

Coleção Transtornos da Mente

É exatamente essa a reação que o narcisista espera para que sinta que está dominando a situação de vez.

Esse tipo de jogo de poder exige uma resposta mais fria. É necessário manter a mente no lugar e, caso você seja a figura de autoridade, evite dar satisfação sobre suas decisões. Os narcisistas podem enxergar suas justificativas como uma insegurança, utilizando-as para acessar seus conflitos mais íntimos.

Outro comportamento recorrente que pessoas com TPN utilizam para regular o sentimento de superioridade é fazer comentários depreciativos. Narcisistas tendem a expor opiniões negativas sobre o outro para fazê-lo sentir inseguro e inferior. Nesses casos, o ideal é reforçar para o narcisista que você se sente confiante, seja em suas escolhas, sua aparência ou nos demais aspectos da vida.

Narcisistas

A parte mais complexa de entender e conviver com um narcisista é se deparar com a ideia de que aquela pessoa simplesmente não consegue ser empática — mesmo que tente. O narcisista não está apto a validar seus sentimentos nem a se colocar em seu lugar, o que pode provocar decepções. O acolhimento que todos nós buscamos dificilmente virá de forma espontânea de uma pessoa narcisista.

Para evitar ruídos de comunicação com um narcisista, a assertividade é essencial. Por exemplo, em vez de dizer: "Você nunca me acolhe, parece ignorar o que digo", tente expressar suas necessidades com um pedido como: "Preciso que você me ouça e me acolha do seu jeito".

Ser claro e objetivo pode diminuir (e muito) reações negativas por parte deles. Isso se dá devido à forma com que pessoas com TPN interpretam falas ambíguas ou com tom emotivo; em geral, podem achar que se trata de uma fraqueza ou podem mudar o significado do que foi dito para benefício próprio.

Evitar provocações e confrontos diretos também é uma boa estratégia. Confrontar um narcisista pode resultar em ataques de raiva e até mesmo crises de ansiedade. O ideal é que as críticas sejam feitas de forma sutil, impedindo que o narcisista se sinta ameaçado ou julgado.

Por fim, lidar com pessoas narcisistas exige resiliência e autoconfiança. Mesmo de forma inconsciente, pessoas com TPN podem acabar com a autoestima das pessoas de seu convívio para alimentar a própria grandiosidade. Por isso, é essencial aprender a filtrar as críticas e comparações sem fundamento, não criar expectativas de receber validação da pessoa narcisista e, mais importante, manter a saúde mental fortalecida.

No entanto, quando a relação é difícil demais, o melhor a se fazer é reduzir o contato ou até mesmo cortar laços. Caso você se sinta desgastado emocionalmente, manipulado ou com o psicológico afetado, se afastar para cuidar de si pode ser mais proveitoso.

O ponto é que dificilmente é possível lidar com o transtorno sem ajuda. Para que essa relação seja duradoura e funcional, é de extrema importância que a pessoa com TPN, bem como as pessoas de seu convívio, contem com uma rede de apoio. Amigos e familiares são cruciais nesse processo e podem auxiliar no dia a dia da pessoa narcisista.

Além desse suporte, a psicoterapia também pode ser útil para minimizar os problemas diários gerados pelo transtorno — assim como para ajudar as pessoas que lidam com esse paciente.

NARCISISTAS • CAPÍTULO 5

POSSÍVEIS TRATAMENTOS

O estudo do narcisismo e do transtorno de personalidade narcisista nos revela as complexidades das dinâmicas emocionais e psicológicas que moldam os indivíduos afetados por essa condição.

Ao analisarmos suas características, desde o comportamento excessivamente autossuficiente até a profunda vulnerabilidade escondida por trás de uma fachada de grandiosidade, conseguimos compreender melhor de que maneira o narcisismo pode se manifestar em diferentes contextos e, dessa forma, como ele impacta não apenas o indivíduo, mas seus relacionamentos.

É importante lembrar que o TPN não se resume a aspectos como egoísmo ou arrogância. Esse transtorno envolve uma série de fatores profundamente enraizados na infância, na formação de identidade e nas experiências emocionais, muitas das quais podem ser inconscientes ou difíceis de reconhecer.

Quando o TPN traz conflitos no âmbito afetivo, familiar, acadêmico ou profissional, o tratamento é altamente indicado. No entanto, para que o paciente alcance melhora significativa em suas relações, é crucial que esteja envolvido e motivado durante essa fase.

Quais os tratamentos existentes?

Atualmente, os tratamentos mais utilizados para o TPN envolvem a psicoterapia. A terapia cognitivo-comportamental (TCC) é a mais popular

Narcisistas

e costuma ser utilizada para o tratamento de diversos tipos de distúrbios. Já a terapia psicodinâmica bebe da fonte da psicanálise para propor um processo terapêutico que valoriza a subjetividade e as relações construídas pelo indivíduo desde a infância.

Apesar de diferentes, as duas abordagens conquistaram adeptos por representarem alternativas para o desenvolvimento das habilidades individuais de pessoas que sofrem com transtornos de personalidade. Dessa forma, esses pacientes podem adaptá-las às dificuldades que enfrentam.

Em casos mais graves de TPN, também é recomendável que o paciente procure um psiquiatra. Contudo, por ora, os tratamentos focados no Transtorno de Personalidade Narcisista se restringem apenas à terapia, já que ainda não existem tratamentos medicamentosos específicos para TPN.

No entanto, o profissional pode avaliar a necessidade de tratamento medicamentoso para alguns dos sintomas que podem coexistir com o transtorno. Hoje em dia, medicamentos são receitados somente em casos de pacientes que apresentam quadros conjuntos, nos quais o TPN está associado a ansiedade, depressão, transtorno de personalidade borderline ou outros distúrbios.

Terapia Cognitivo-Comportamental

A Terapia Cognitivo-Comportamental (TCC) é baseada em um conjunto de teorias que auxiliam o terapeuta a traçar o plano mais adequado para o tratamento de um paciente a depender de sua condição psicológica. Esse método é utilizado para diversos transtornos psicológicos, como ansiedade, depressão e transtorno obsessivo-compulsivo (TOC), e mais recentemente passou a ser explorada em pessoas com transtorno de personalidade.

Como abordado nos capítulos anteriores, o Transtorno de Personalidade Narcisista afeta diversas áreas da vida do paciente. Grande parte das pessoas com TPN relatam desgaste nos relacionamentos amorosos, familiares, profissionais e até mesmo desajustes financeiros. Essas decepções desencadeiam sentimentos negativos, fazendo com que se sintam deprimidas e infelizes.

Para que a pessoa com TPN seja tratada de forma adequada é importante que o processo terapêutico identifique quais são os comportamentos que interferem na capacidade do paciente de se adequar a essas situações. As

Coleção Transtornos da Mente

dificuldades costumam estar atreladas a uma disfunção em sua resposta a experiências cotidianas, como sentir-se incapaz de realizar uma atividade simples.

A partir desse ponto, o terapeuta deve focar no fortalecimento das habilidades de autorregulação do paciente. À medida que o narcisista consegue compreender melhor as próprias disfunções, mais se torna natural o processo de ponderar emoções como frustração, raiva e tristeza.

Na TCC, a pessoa narcisista também é orientada a reconhecer os limites tanto individuais quanto do outro. Esse é o primeiro passo para que ela consiga ser mais empática com as pessoas ao redor e mais paciente com o tratamento externo.

Um dos grandes desafios para o tratamento da TPN é fazer com que o paciente reconheça suas imperfeições e a necessidade de realizar mudanças no comportamento. Para exercitar essa questão, é possível que o psicólogo proponha um diálogo sobre as aptidões e talentos da pessoa a fim de fazê-la buscar um propósito para essas virtudes todas.

O objetivo dessa conversa também será trabalhar na moderação da autoestima desse paciente e mostrar a ele que não há exclusividade em ter um "dom".

Com a aplicação desses métodos, o intuito é que a pessoa consiga lidar com os relacionamentos de forma mais empática, funcional e menos agressiva. Além disso, a terapia cognitivo-comportamental visa melhorar a relação intrapessoal, ou seja, a capacidade da pessoa de entender a si mesma, enxergando tanto as suas habilidades quanto os seus defeitos.

Coleção Transtornos da Mente

Sob essa perspectiva, o narcisista conseguirá visualizar de maneira mais clara o prejuízo que seus pensamentos de comparação e competitividade, tão característicos desse transtorno, causam em seus relacionamentos.

O comportamento defensivo, característico dos narcisistas, também costuma ser revisitado durante a psicoterapia, afinal, é a grandiosidade que faz com que o paciente aja de forma impulsiva, ou ainda destrutiva, com pessoas próximas. É papel do terapeuta desvendar as camadas de soberba construídas pelo paciente para que seja possível acessar seus pensamentos e crenças mais internos.

Essa abordagem terapêutica combina não apenas métodos cognitivos, mas psicoeducacionais e experienciais. Ela parte da ideia de que as nossas cognições têm impacto profundo nos nossos padrões de pensamento, e, por isso, exercem forte influência em nossas emoções e comportamentos.

Além dos pontos discutidos, a TCC também pode ser útil para desenvolver no paciente uma forma de comunicação menos violenta, bem como para desviá-lo de comportamentos ligados à manipulação, inveja ou insegurança.

Terapia psicodinâmica

A terapia psicodinâmica é uma abordagem da psicoterapia baseada nos princípios da psicanálise, em especial nas obras e conceitos desenvolvidos por Freud, como a teoria do inconsciente e a ideia de que as experiências da infância têm grande peso no nosso desenvolvimento enquanto indivíduo.

Ao contrário da Terapia Cognitivo-Comportamental, a psicodinâmica busca explorar o inconsciente do paciente para encontrar a associação de suas experiências no passado com seus comportamentos no presente.

Com o plano de compreender as origens dos traços narcisistas, muitas vezes associados a traumas ocorridos durante a infância ou, então, em acontecimentos dolorosos, o terapeuta utiliza algumas estratégias para trazer esses eventos à tona. Questões do inconsciente, como desejos reprimidos, também costumam ser exploradas na psicodinâmica. Ao se aprofundar nessas passagens, a missão do paciente é procurar entender como elas influenciam os seus pensamentos, emoções e comportamentos atuais.

É comum que o narcisista em busca de tratamento tenha algumas questões já elaboradas sobre as dificuldades nos seus relacionamentos, mas o terapeuta será um guia no processo de reconhecimento dos fatores mais íntimos que são as reais causas dessas dificuldades.

Nessa abordagem, entende-se que ações disfuncionais e/ou mal-adaptativas têm uma motivação. Apesar de alguns comportamentos serem entendidos pelo paciente como algo irracional, a terapia psicodinâmica busca sempre elaborar significados para as ações.

As técnicas aplicadas na abordagem são variadas. Além de relembrar memórias de infância e traumas do passado, é comum que o terapeuta utilize o fundamento da transferência, por exemplo, no qual o paciente pode projetar nele sentimentos provocados por pessoas próximas. Outro método utilizado é o de associação livre, no qual o paciente é incentivado a desabafar sobre o que vier à mente, permitindo que o inconsciente se revele na fala.

Na psicodinâmica também é recorrente a valorização dos sonhos. Bastante mencionados na obra de Freud, os sonhos e símbolos do inconsciente são parte fundamental da análise.

Esse método tem diversas semelhanças com a psicanálise tradicional, mas possui a vantagem de ser mais flexível. Enquanto a psicanálise costuma ser mais lenta, podendo durar anos, a psicodinâmica pode ser de curto ou médio prazo. Além disso, é comum que as consultas aconteçam apenas uma vez por semana. O método é indicado para pessoas com transtorno de personalidade, depressão, ansiedade e até mesmo para quem precisa lidar melhor com traumas.

Por dar protagonismo à história de vida do paciente, é possível que ele tenha descobertas significativas e, com isso, consiga perceber padrões emocionais. Dessa maneira, fica mais fácil exercitar mudanças comportamentais que sejam, de fato, transformadoras.

Um longo caminho

A mudança é um processo longo e desafiador tanto para o indivíduo que sofre do transtorno quanto para quem convive com ele. A psicoterapia, embora construtiva, pode ser um processo doloroso para algumas pessoas. É necessário ter coragem ao buscar autoconhecimento e ser exposto às suas falhas de comportamento.

A dificuldade que pessoas com TPN têm para lidar com críticas pode, inclusive, tirá-las da terapia. Ao sentir que sua autoestima está sendo ameaçada, é comum que o paciente queira desistir do processo terapêutico. No entanto, resistir a esses impulsos já é um passo adiante na luta contra as dores diárias que pessoas narcisistas carregam.

Coleção Transtornos da Mente

Entre as características mais marcantes de pessoas narcisistas está a resistência em aceitar ajuda, assim como a recusa em refletir sobre os aspectos disfuncionais do transtorno. Por isso, o psicólogo deve estar empenhado em criar um ambiente seguro e desafiador na mesma proporção, para que esse paciente possa se sentir livre para compartilhar seus anseios. Assim, por meio de um tratamento gradual e cauteloso, eventualmente a pessoa estará apta a construir uma percepção mais realista de suas relações e convicções.

A empatia e o entendimento são fundamentais para ajudar aqueles que enfrentam essa realidade, mas, para quem está ao redor, também é crucial estabelecer limites claros e proteger-se de possíveis abusos emocionais.

Aprofundar nosso entendimento sobre o narcisismo nos prepara para lidar com suas

Narcisistas

complexidades e promover um ambiente mais saudável e equilibrado para os indivíduos afetados e a sociedade. A jornada de autoconhecimento e transformação, por mais difícil que seja, é possível — e é ela que abrirá as portas para a verdadeira cura e reconciliação.

Assim, é possível construir uma realidade em que o transtorno se torna um detalhe particular da pessoa, e não um fator impeditivo para que o indivíduo desfrute de uma vida completa, funcional e digna de relações fortes e duradouras.

REFERÊNCIAS

AGÊNCIA O GLOBO. "Negócios de bem-estar disparam e movimentam R$ 27 trilhões no mundo". *Exame*, São Paulo, 24 jul. 2023. Disponível em: https://exame.com/negocios/negocios-de-bem-estar-disparam-e-movimentam-r-27-trilhoes-no-mundo/. Acesso em: 31 jan. 2025.

ALCÂNTARA, L. O. N. *et al.* "Tendências narcisistas: uma análise do transtorno de personalidade narcisista na era das redes sociais". *Brazilian Journal of Implantology and Health Sciences*, v. 6, n. 6, p. 365-374, 2024.

AMERICAN PSYCHIATRIC ASSOCIATION (APA). *Diagnostic and statistical manual of mental disorders*. Washington: APA, 2022.

ARAÚJO, Á. C.; LOTUFO NETO, F. "A nova classificação americana para os transtornos mentais: o DSM-5". *Revista Brasileira de Terapia Comportamental e Cognitiva*, v. 16, n. 1, p. 67-82, 2014.

ASSOCIAÇÃO BRASILEIRA DA INDÚSTRIA DE HIGIENE PESSOAL, PERFUMARIA E COSMÉTICOS (ABIHPEC). *A indústria de higiene pessoal, perfumaria e cosméticos.* São Paulo: ABIHPEC, 2023. Disponível em: https://abihpec.org.br/site2019/wp-content/uploads/2023/01/Panorama-do-Setor-2023.pdf. Acesso em: 31 jan. 2025.

ASTRAL CULTURAL. *100 minutos para entender Freud.* Bauru: Astral Cultural, 2022. (Coleção Saberes).

BRAZELTON TB, CRAMER GB. *As primeiras relações.* São Paulo: Martins Fontes, 1992.

CARNEIRO, L. "Mulheres ocupam só 39% dos cargos de liderança e recebem até metade do salário dos homens". *Valor Econômico*, 8 mar. 2024. Disponível em: https://valor.globo.com/brasil/noticia/2024/03/08/ibge-mulheres-ocupam-so-39percent-dos-cargos-de-lideranca-e-recebem-ate-metade-do-salario-dos-homens.ghtml. Acesso em: 31 jan. 2025.

CARVALHO, R. "Porque o Brasil tem a população mais depressiva da América Latina". *bbc News Brasil*, 5 nov. 2023. Disponível em: https://www.bbc.com/portuguese/articles/czkekymmv55o#:~:text=Dados%20do%20%C3%BAltimo%20mapeamento%20sobre,%25)%20e%20Chile%20(5%25. Acesso em: 31 jan. 2025.

CERQUETANI, S. "Transtorno de personalidade narcisista". *Drauzio Varella*, 21 nov. 2022. Disponível em: https://drauziovarella.uol.com.br/doencas-e-sintomas/transtorno-de-personalidade-narcisista-o-que-e-e-formas-de-tratamento/. Acesso em: 31 jan. 2025.

CROWE, M. L. *et al.* "Narcissism and narcissistic personality disorder: moving toward a trifurcated model". *Journal of Personality*, 2019.

ELLIS, H. "Auto-erotism: a psychological study". *The Alienist and Neurologist*. St. Louis, Hughes & Company, n. 19, p. 260-299, 1898.

FRANCE PRESSE. "Homens têm tendência a serem mais narcisistas que mulheres, diz estudo". *G1*, 4 mar. 2015. Disponível em: https://g1.globo.com/bemestar/noticia/2015/03/homens-tem-tendencia-serem-mais-narcisistas-que-mulheres-diz-estudo.html. Acesso em: 31 jan. 2025.

FREUD, S. "Sobre o narcisismo: uma introdução". In: FREUD, S. *Edição standard brasileira das obras psicológicas completas de Sigmund Freud*. Rio de Janeiro: Imago, 1996.

FREUD, S. *Três ensaios sobre a teoria da sexualidade*. Rio de Janeiro: Imago, 1996.

HAN, B.-C. *Sociedade do cansaço*. Petrópolis: Vozes, 2015.

KERNBERG, O. F. "Self, ego, affects, and drives". *Journal of the American Psychoanalytic Association*, v. 30, n. 4, p. 893-917, 1982.

KOHUT, H. "Formas e transformações do narcisismo". In: KOHUT, H. *Self e narcisismo*. Rio de Janeiro: Zahar, p. 7-38.

LACAN, JACQUES (1957-58). *O seminário, livro 5:* as formações do inconsciente. Rio de Janeiro: Zahar, 1999.

LASCH, C. *Cultura do narcisismo*: a vida americana numa era de esperanças em declínio. Tradução de Ernani Pavanelli. Rio de Janeiro: Imago, 1983.

MCCAIN, J. L.; CAMPBELL, W. K. "Narcissism and social media use: a meta-analytic review". *Psychology of Popular Media Culture*, v. 7, n. 3, p. 308-327, 2018.

MORGAN, T. A.; ZIMMERMAN, M. "Epidemiology of personality disorders". In: LIVESLEY, W. J.; LARSTONE, R. (eds.) *Handbook of personality disorders*: theory, research, and treatment. Nova York: The Guilford Press, 2018, pp. 173-196.

ORGANIZAÇÃO PAN-AMERICANA DA SAÚDE (OPAS). *Transtornos mentais*. 28 abr. 2018. Disponível em: https://www.

paho.org/pt/topicos/transtornos-mentais. Acesso em: 31 jan. 2025.

PADOVAN, C. "As origens médico-psiquiátricas do conceito psicanalítico de narcisismo". *Revista Ágora*, Rio de Janeiro, v. XX, n. 3, p. 634-644, 2017.

PRETTO, J. P. A influência do desejo parental nas altas habilidades/superdotação: uma abordagem psicanalítica. Rev. CEFAC, 12 (5), p. 859-869, 2010.

THE GUARDIAN. "Vanity capital: the growing market in envy and narcissism". Londres, 12 maio 2015. Disponível em: https://www.theguardian.com/business/shortcuts/2015/may/12/vanity-capital-growing-market-in-envy-narcissism. Acesso em: 31 jan. 2025.

VENTURA, D. "Os 5 principais traços de personalidade que influenciam nossas vidas". BBC *News Mundo*, 3 jun. 2023. Disponível em: https://www.bbc.com/portuguese/articles/crg3e0dd9pvo. Acesso em: 31 jan. 2025.

WANDERLEY, A. A. R. Narcisismo contemporâneo: uma abordagem Laschiana. *Physis: Revista de Saúde Coletiva*, Rio de Janeiro, v. 9, n. 2, p. 31-47, 1999. Disponível em: https://www.scielo.br/j/physis/a/NfnVwgJjTTfzjqxjMG-fdYNb/?format=pdf&lang=pt. Acesso em: 31 jan. 2025.

WINNICOTT, D. W. *Os bebês e suas mães*. São Paulo: Martins Fontes, 1988.

WINNICOTT, D. W. *Textos selecionados*: da pediatria à psicanálise. Rio de Janeiro: Francisco Alves, 1982.

WINNICOTT, D. W. "O relacionamento inicial entre a mãe e seu bebê". In: *A família e o desenvolvimento individual*, 4ª ed. São Paulo: Martins fontes, 2011.

Primeira edição (julho/2025)
Papel de miolo Luxcream 80g
Tipografia Caslon e Antonio
Gráfica Melting